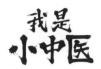

U0210472

生命的摇篮
水娃娃

中国日报新媒体 ○ 联合监制

春芽 ○ 著

瓦西李　李筱甜 ○ 绘

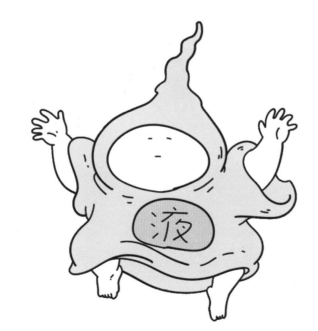

CTS K 湖南科学技术出版社 · 长沙

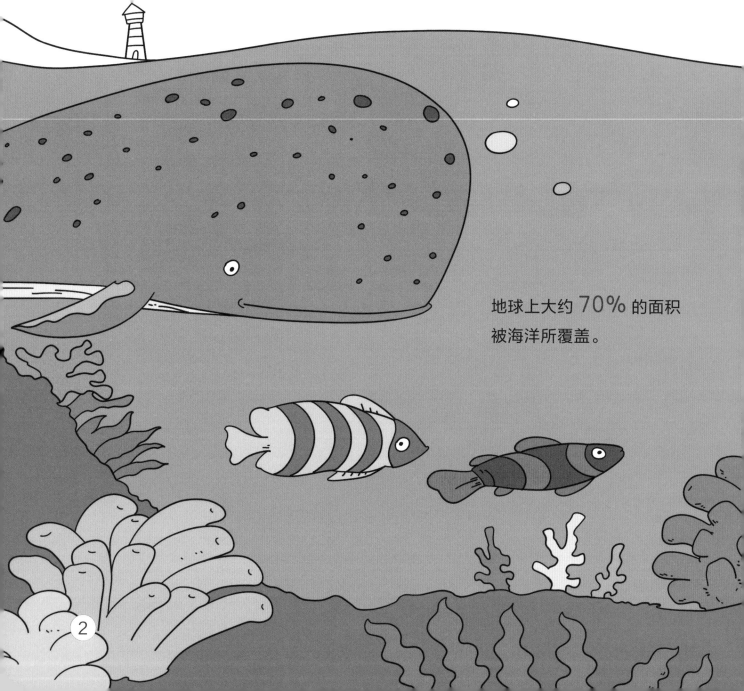

地球上大约 70% 的面积
被海洋所覆盖。

2

海洋孕育出了地球上最原始的生命，
地球上几乎所有的生物都无法离开水而生存、繁衍，
水是生命的摇篮。

有研究表明：水是构成人体的重要物质。

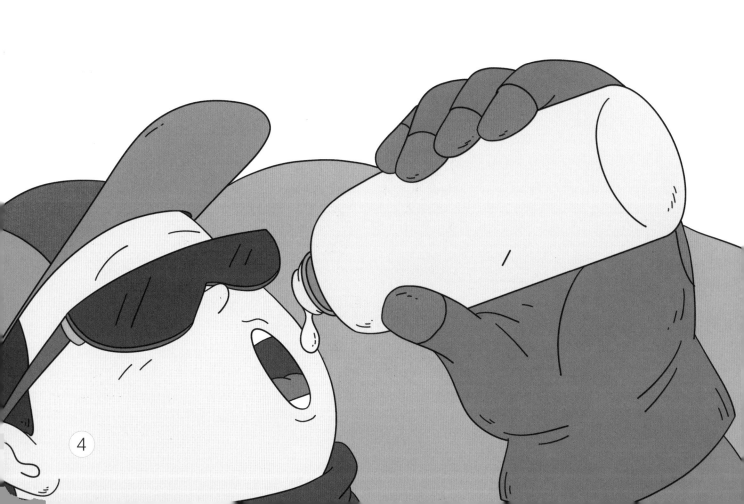

4

正常情况下，人体中水的重量可达到体重的一半以上。
如果脱离了水的补充，只需 3~7 天，人的生命就会受到威胁。

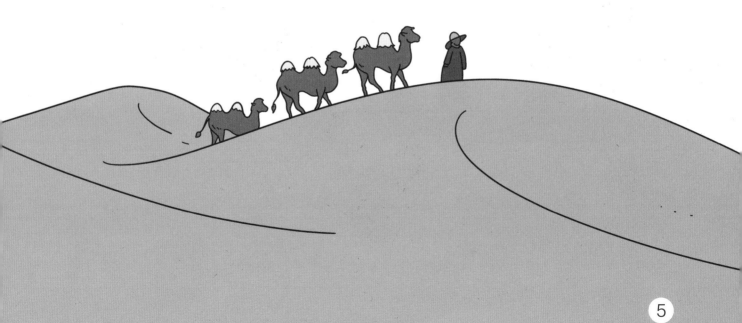

水是血的近亲，
水滴的样子和血滴一样小巧玲珑、圆润可爱，
我们称呼它们为水娃娃。

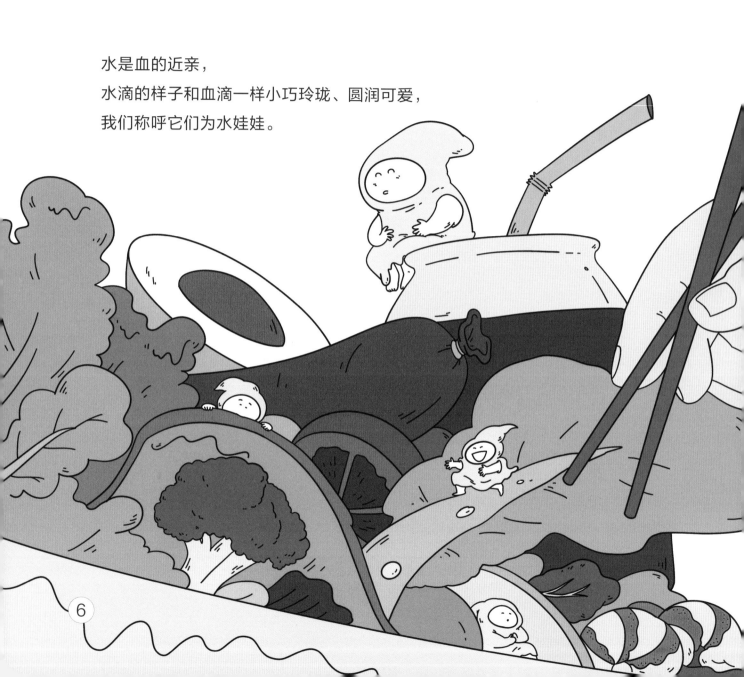

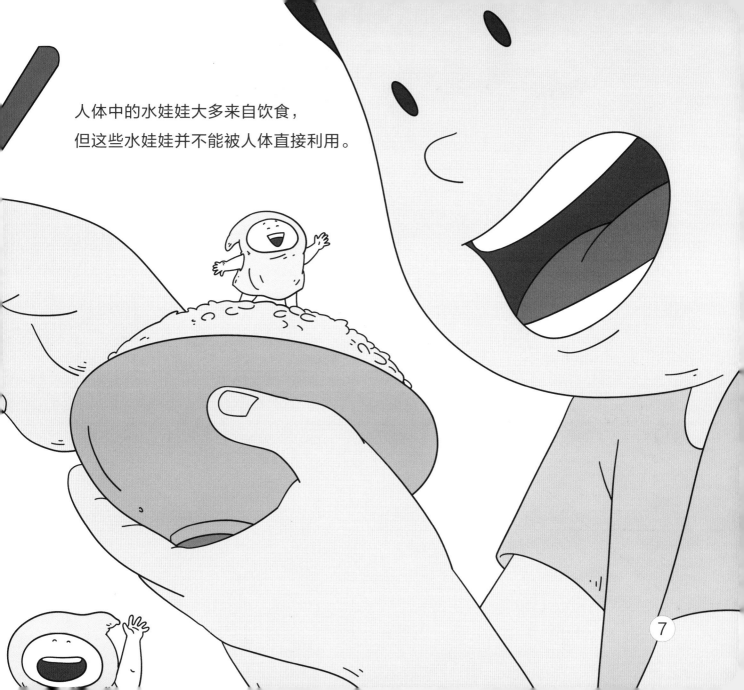

人体中的水娃娃大多来自饮食，
但这些水娃娃并不能被人体直接利用。

可以被人体利用的水娃娃叫作津液。

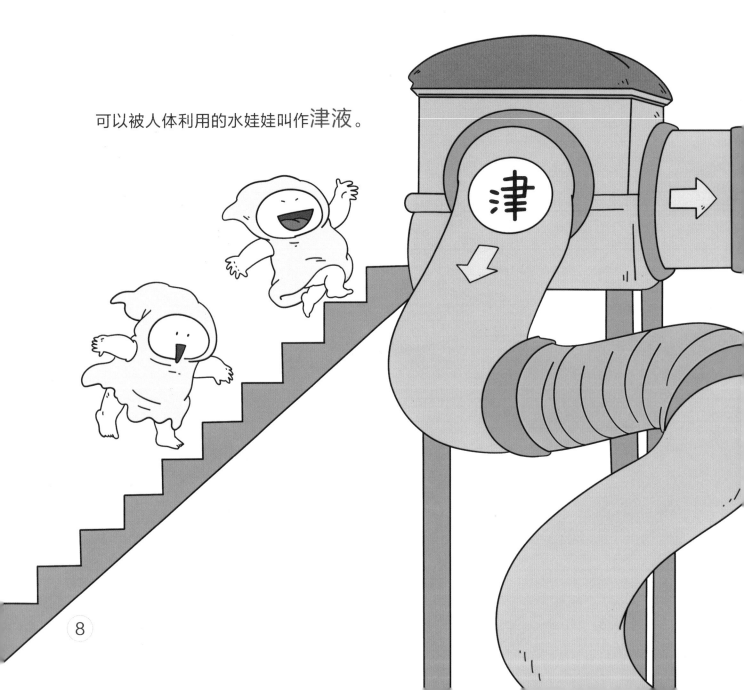

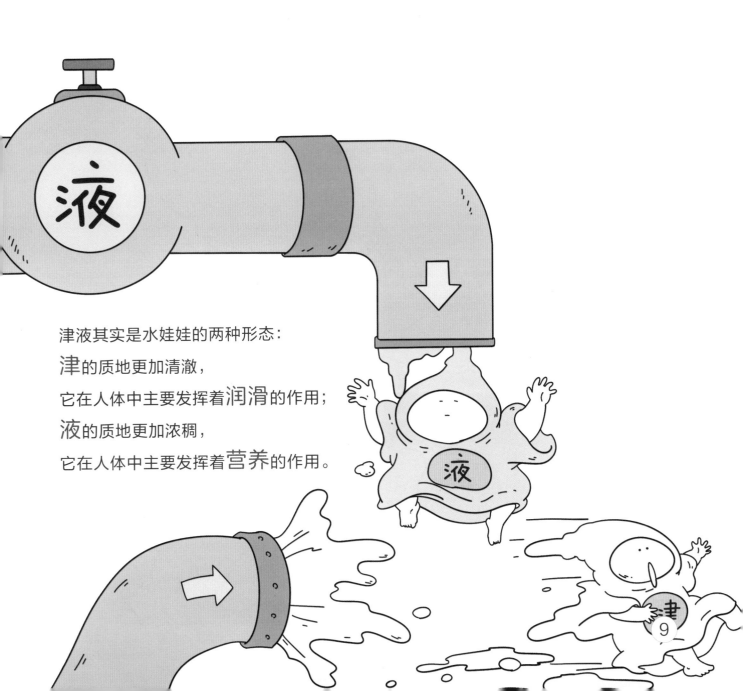

津液其实是水娃娃的两种形态：

津的质地更加清澈，

它在人体中主要发挥着润滑的作用；

液的质地更加浓稠，

它在人体中主要发挥着营养的作用。

饮食中的水娃娃要想变成津液，
就需要**胃**、**肠**和**脾**的帮忙。

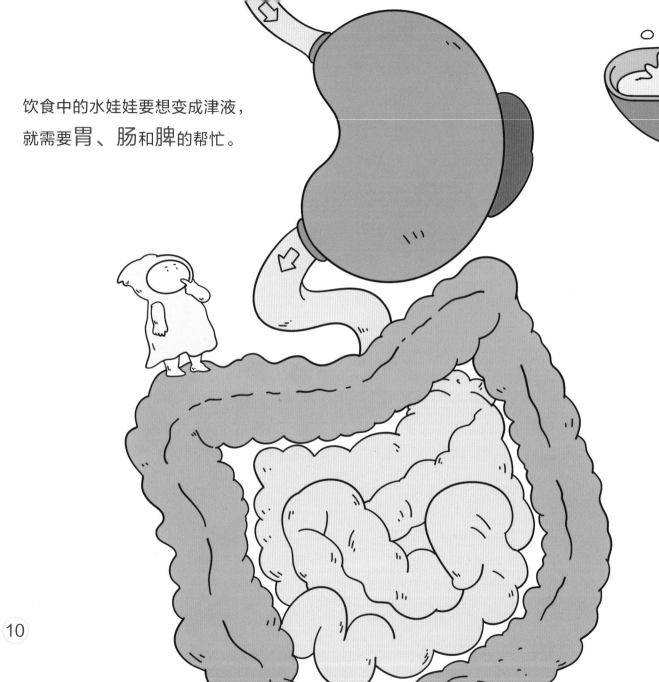

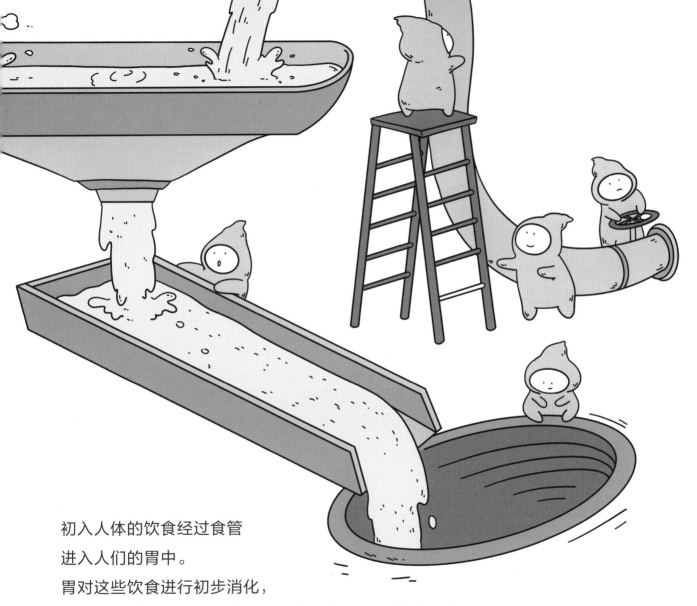

初入人体的饮食经过食管
进入人们的胃中。
胃对这些饮食进行初步消化，
使它们变成像粥一样的食糜，并将这些食糜移送给小肠。

小肠是水娃娃转化为液的主要场所。

小肠接收到从胃而来的食糜后，会对这些食糜中的食物和水分进行提炼、吸收。

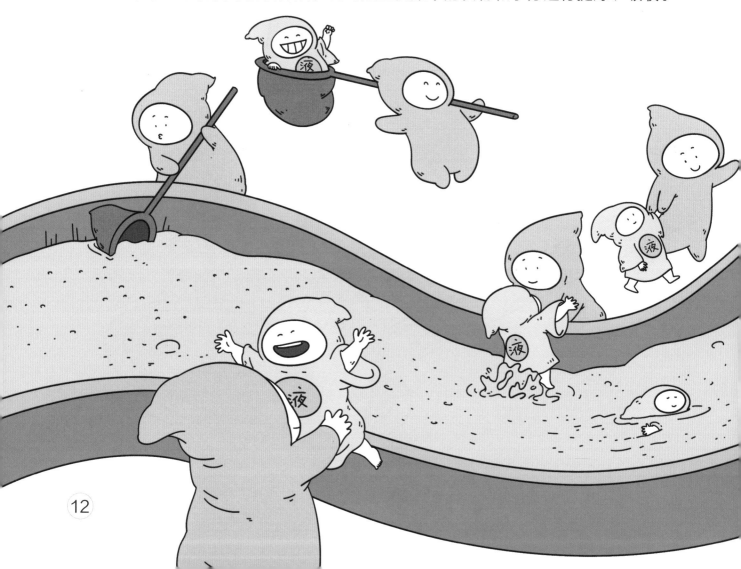

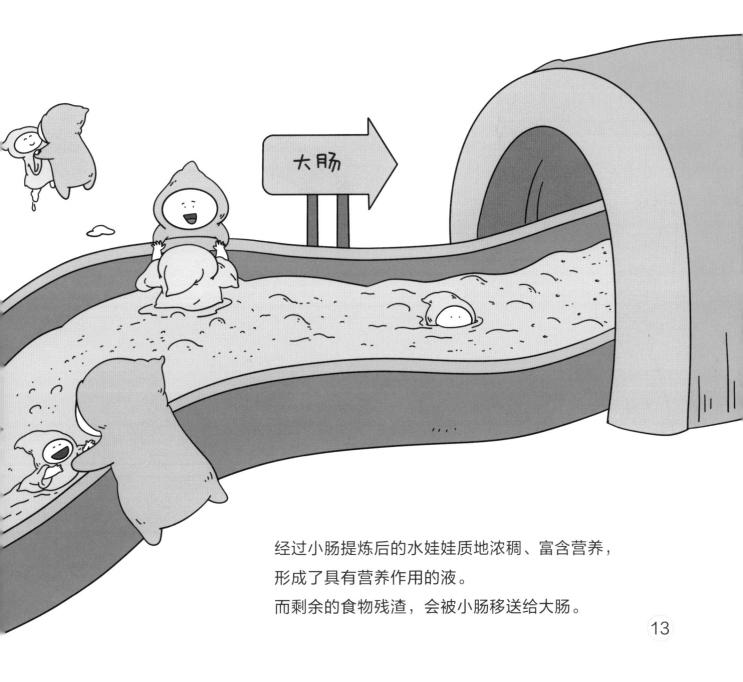

经过小肠提炼后的水娃娃质地浓稠、富含营养，
形成了具有营养作用的液。
而剩余的食物残渣，会被小肠移送给大肠。

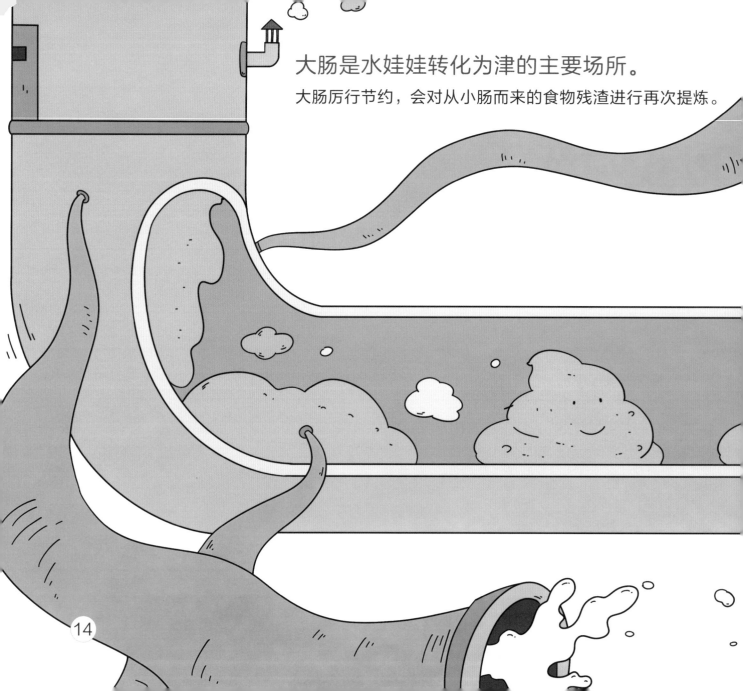

大肠是水娃娃转化为津的主要场所。

大肠厉行节约，会对从小肠而来的食物残渣进行再次提炼。

14

从食物残渣中提炼出的水娃娃质地清晰、所含营养不多，
形成了可以滋润人体的津。
经过大肠提炼后的食物残渣基本上已经没有被人体利用的价值，
会被大肠排出体外，形成我们的大便。

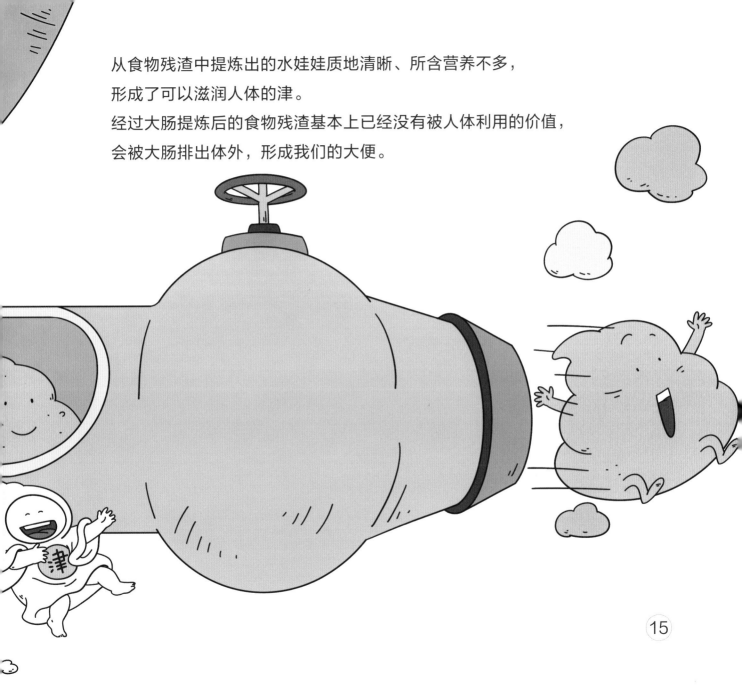

当大肠提炼津的功能出现异常时，
大便会因水分含量过多而很难成型，
稀溏的大便会使人频繁产生便意，
这就是我们常说的腹泻。

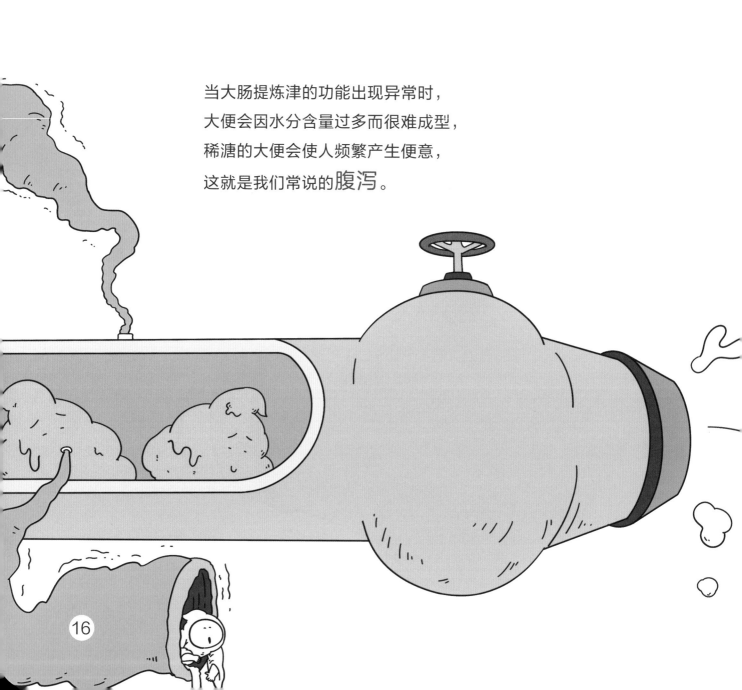

面对这类腹泻，中医医师往往会使用各种手段促使水分通过小便排出，以减少大便的水分含量，这就是中医医师常说的"利小便而实大便"。宋朝的大文豪欧阳修就曾经利用这样的方法治疗过腹泻。

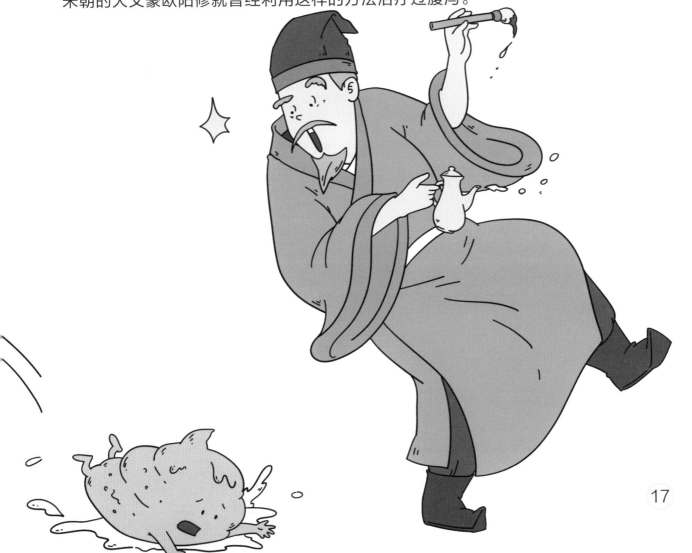

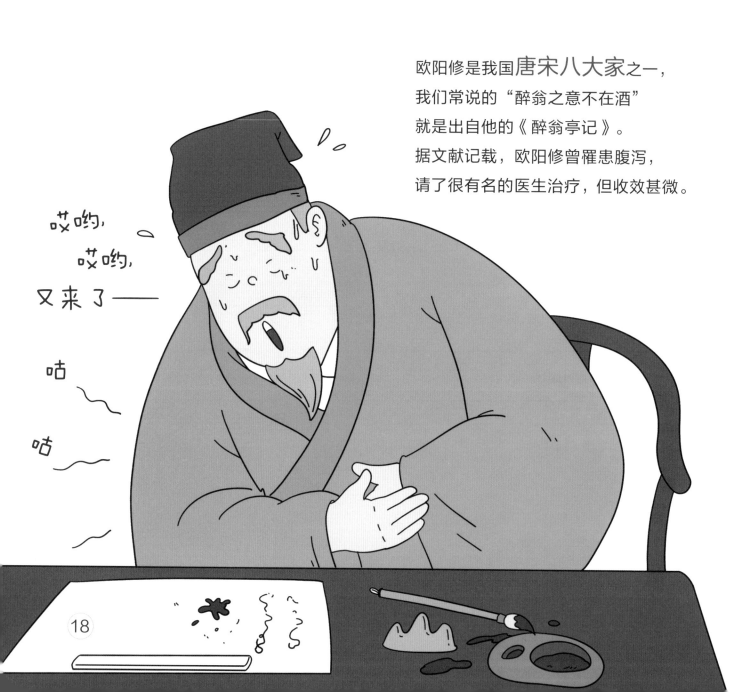

欧阳修是我国**唐宋八大家**之一，
我们常说的"醉翁之意不在酒"
就是出自他的《醉翁亭记》。
据文献记载，欧阳修曾罹患腹泻，
请了很有名的医生治疗，但收效甚微。

有一天，欧阳修的夫人听说市井上有卖一种治疗腹泻特别有效的药粉，
就建议欧阳修试一试。

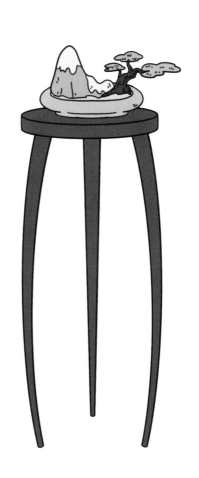

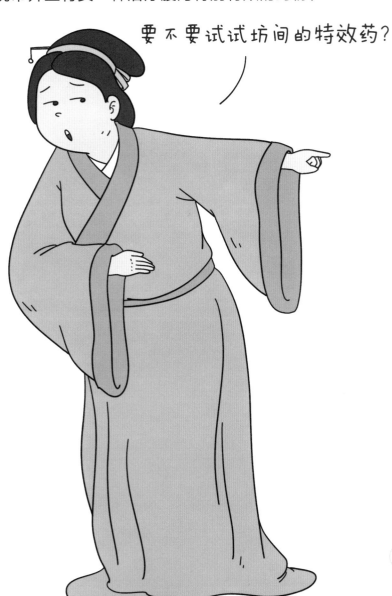

要不要试试坊间的特效药？

欧阳修并不信任来自民间的方药，于是拒绝服用。
无奈之下，欧阳修的夫人只好偷偷买来这种药粉，
并把药粉和名医开的中药一起给欧阳修服下。

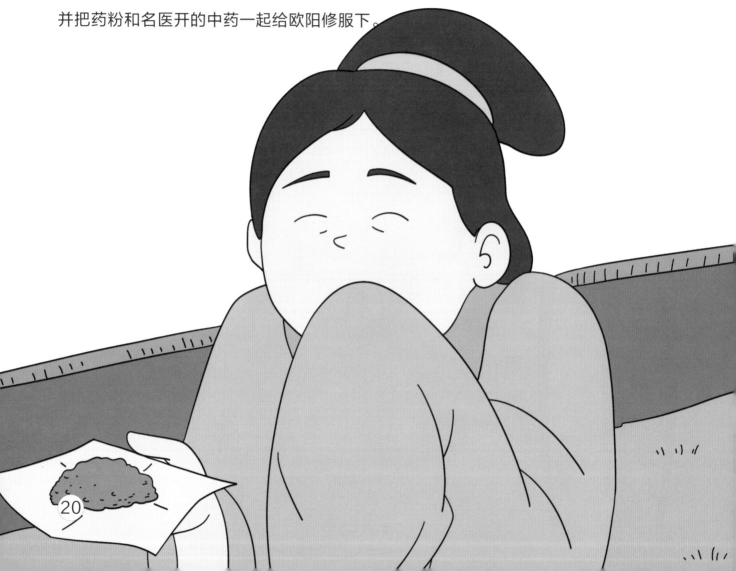

20

谁知只用了一次，欧阳修的腹泻就痊愈了。

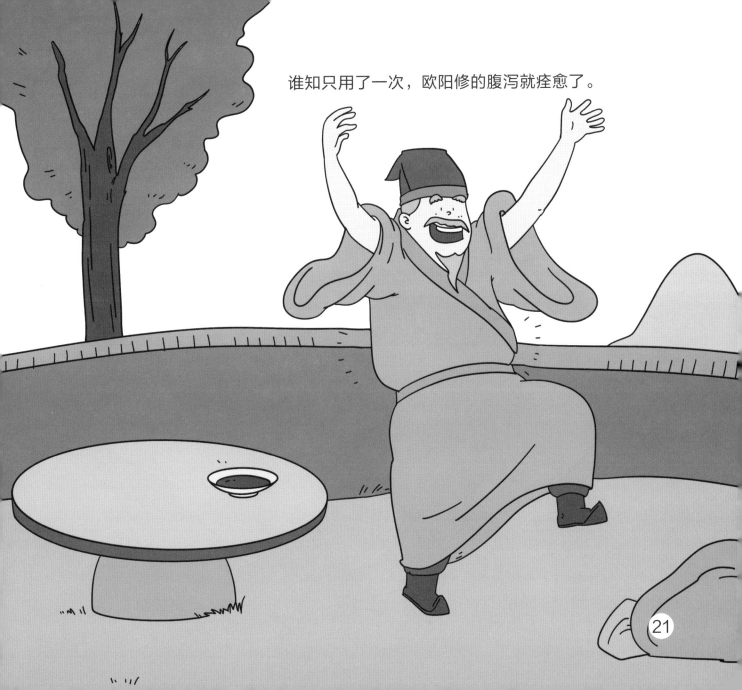

欧阳修知道这个事情后，特别好奇是什么药治愈了他的腹泻。
于是请来卖药的人，给予他丰厚的奖励，并诚恳地向他请教。
卖药的人告诉欧阳修：这种药其实就是车前子磨成的药粉，
车前子有通利小便的功能，使大便中的水分有可去之处，
因此可以治疗腹泻。

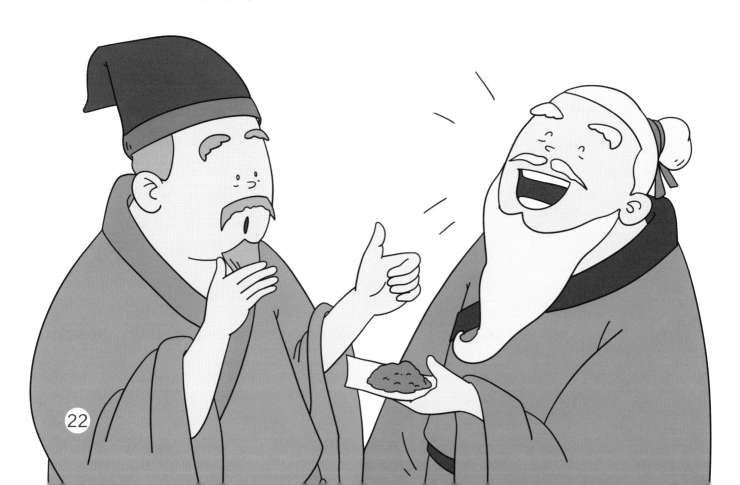

那小肠和大肠提炼吸收的津液后来去了哪里呢？
别急，人体早就安排运输队长脾脏在此等候了。

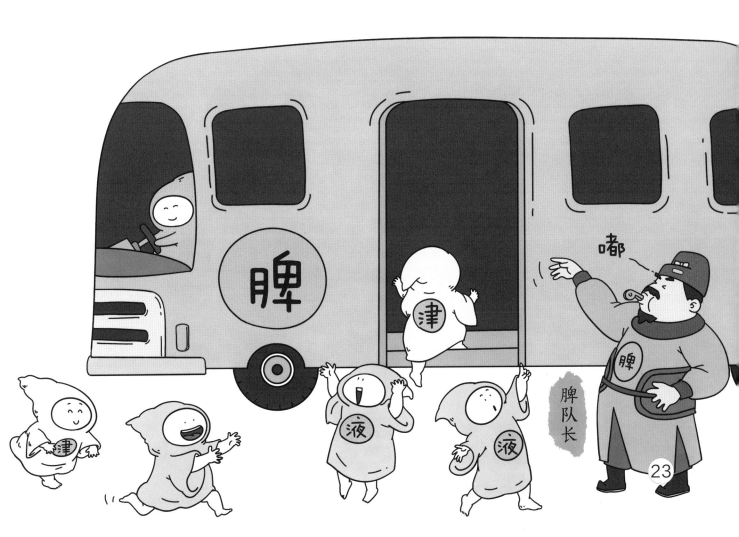

津液从小肠和大肠中诞生后，会交由脾脏运输到需要它们的地方。

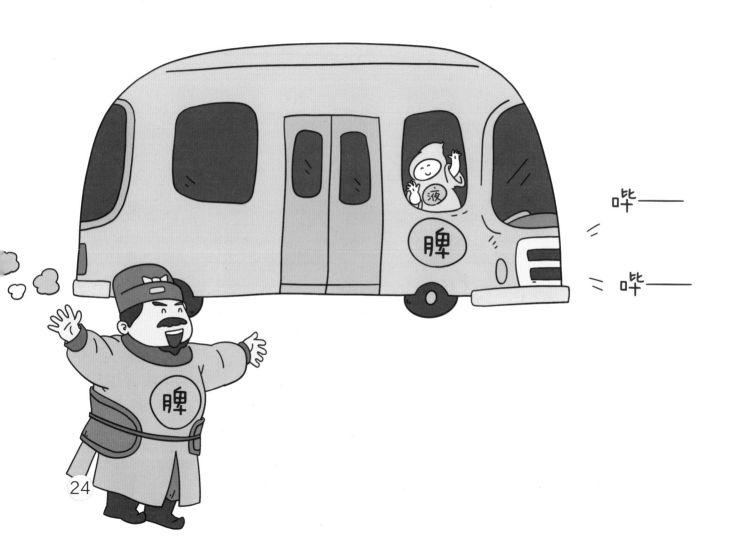

脾队长会将一部分津液运输到人体各处，
直接发挥着润滑关节、滋润皮肤、
充养脑髓和骨髓的作用。
这部分津液中有一些
会被脾队长运输到血脉之中，
在心肺的作用下，
变成血液的主要成分。

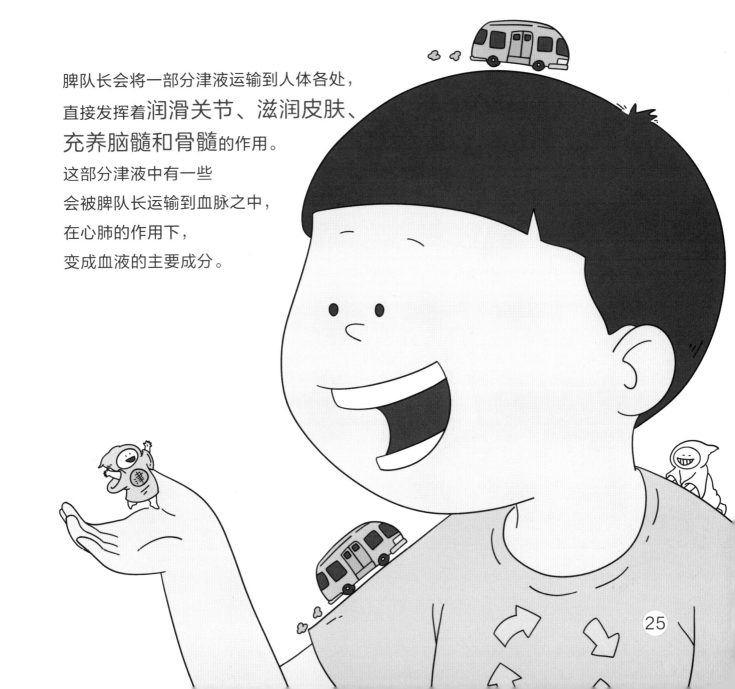

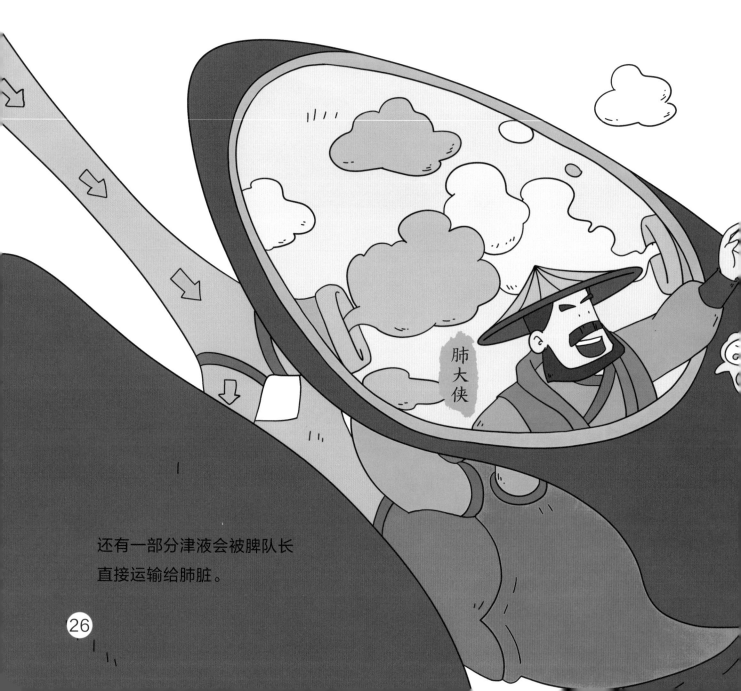

还有一部分津液会被脾队长
直接运输给肺脏。

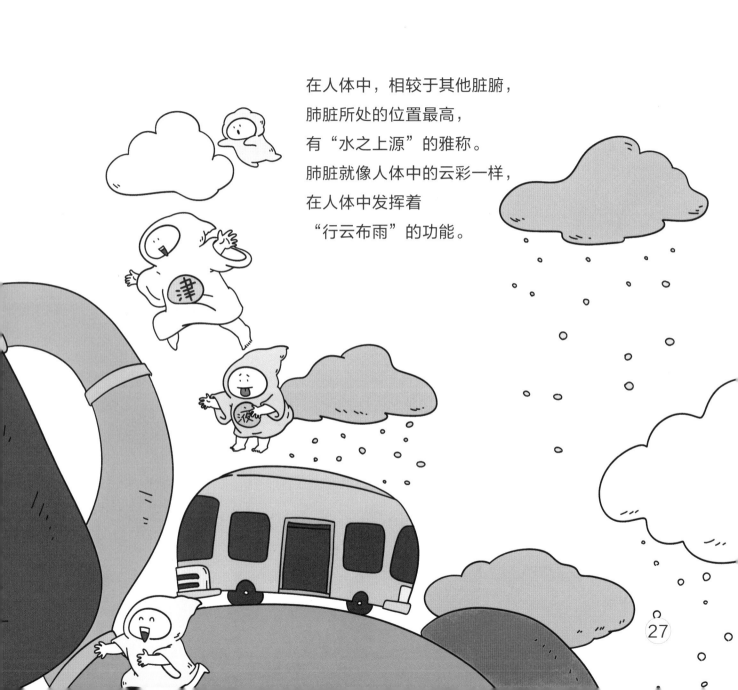

在人体中，相较于其他脏腑，
肺脏所处的位置最高，
有"水之上源"的雅称。
肺脏就像人体中的云彩一样，
在人体中发挥着
"行云布雨"的功能。

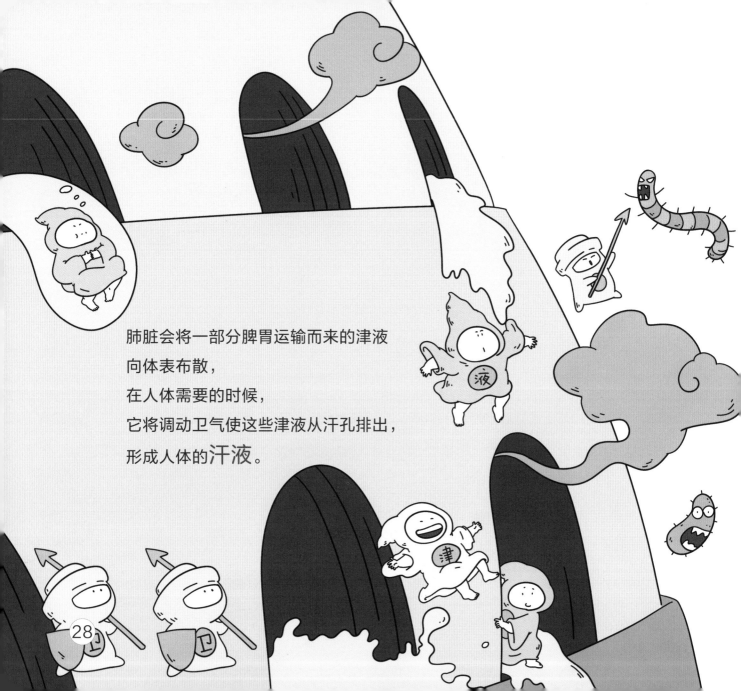

肺脏会将一部分脾胃运输而来的津液
向体表布散，
在人体需要的时候，
它将调动卫气使这些津液从汗孔排出，
形成人体的汗液。

另一部分津液，肺脏会向下布散，
这些津液由上而下滋润着人体的其他脏腑，
最终汇聚、储存在膀胱之中。

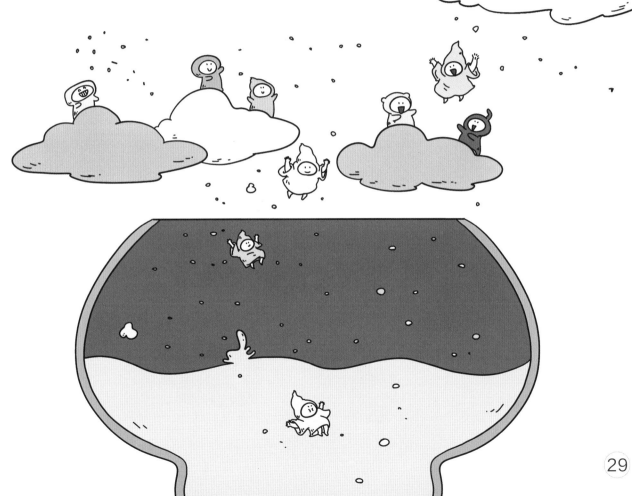

膀胱由肾脏统帅，和大肠一样，
肾脏也奉行勤俭持家的原则。
肾脏会调动生命之火，
像煮水一样将膀胱中有用的津液进行提炼，
使它们再次被人体利用。

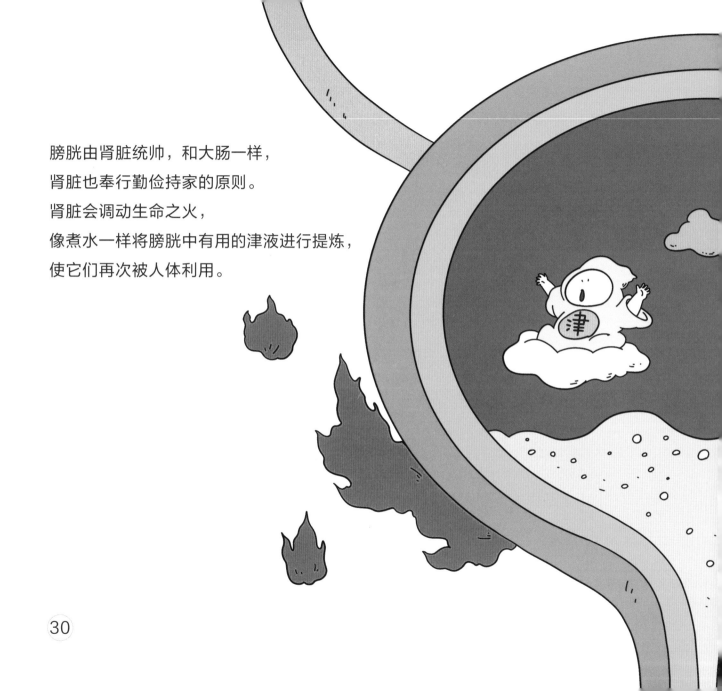

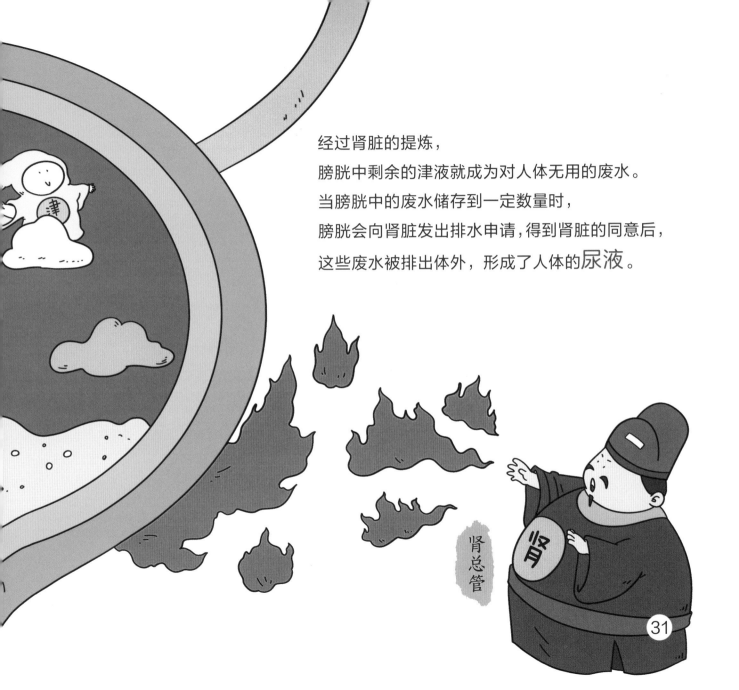

经过肾脏的提炼，
膀胱中剩余的津液就成为对人体无用的废水。
当膀胱中的废水储存到一定数量时，
膀胱会向肾脏发出排水申请，得到肾脏的同意后，
这些废水被排出体外，形成了人体的尿液。

肾总管

肾

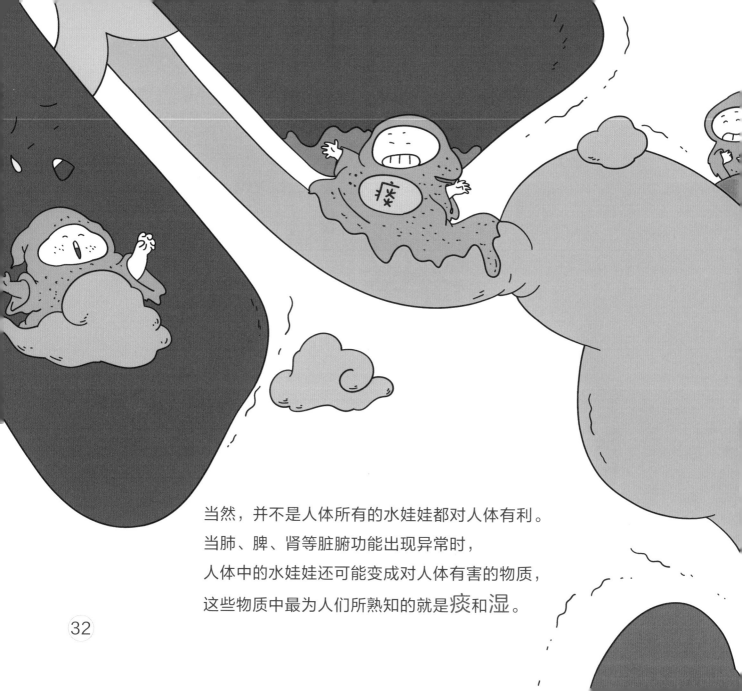

当然，并不是人体所有的水娃娃都对人体有利。
当肺、脾、肾等脏腑功能出现异常时，
人体中的水娃娃还可能变成对人体有害的物质，
这些物质中最为人们所熟知的就是痰和湿。

痰是由人体内水液凝结而成的有害物质，
它们**质地黏稠、流动性差、肉眼可见。**
小朋友感冒咳嗽的时候，
经常会咳吐出一些黏黏的液体，这些液体就是痰。

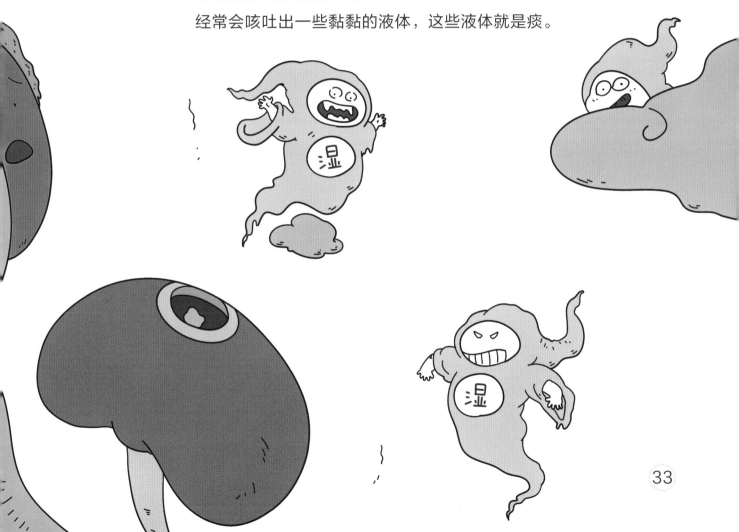

相较于痰，湿的**颗粒较小**，不易被人们观察到。
湿就像人体中的雾气一样弥漫在身体各处，
人们有时候也称它们为湿气。

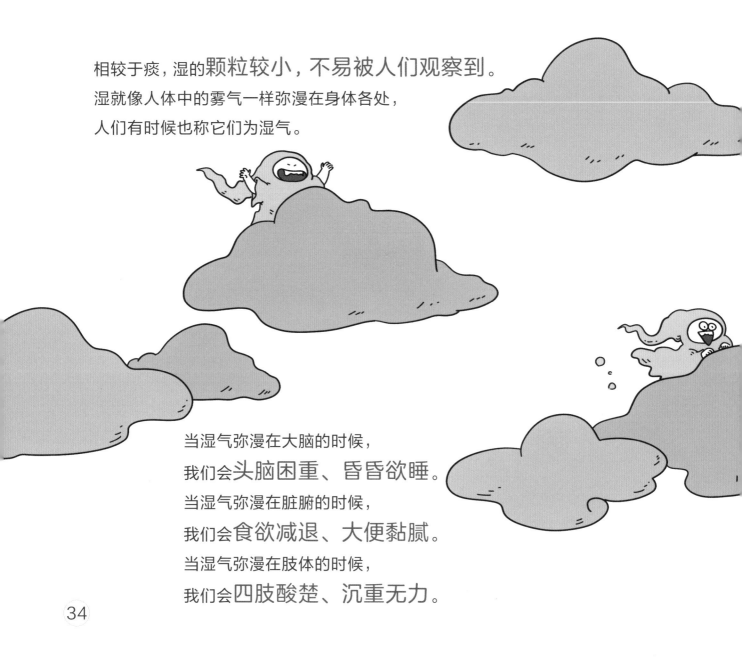

当湿气弥漫在大脑的时候，
我们会**头脑困重、昏昏欲睡**。
当湿气弥漫在脏腑的时候，
我们会**食欲减退、大便黏腻**。
当湿气弥漫在肢体的时候，
我们会**四肢酸楚、沉重无力**。

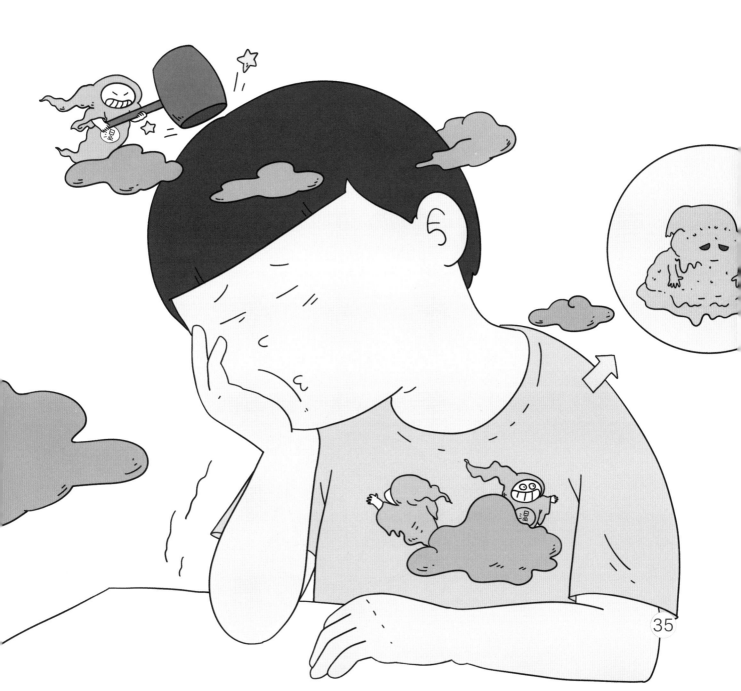

湿气的危害这么大，我们有什么办法可以祛除湿气呢？

可以试试泡脚！

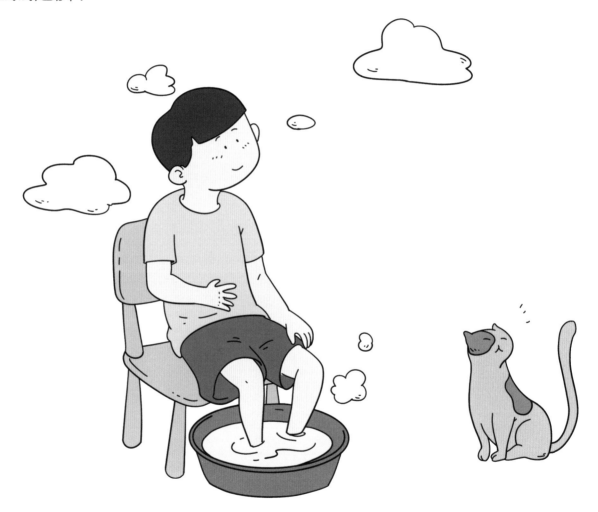

泡脚可以振奋阳气、排汗祛湿，
是中医重要的养生方法之一。
泡脚深得我国古人的喜爱，
宋代大文豪苏轼就特别喜欢泡脚，
他甚至曾多次写信向朋友推荐泡脚。

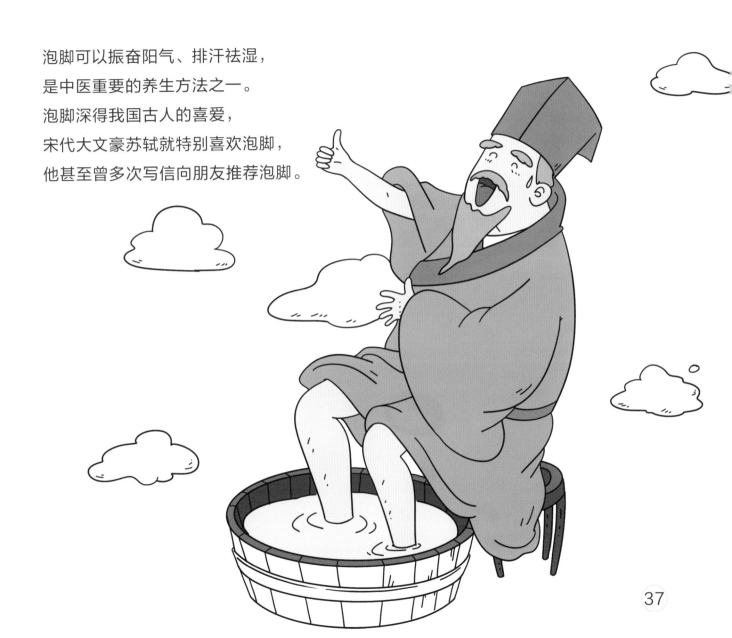

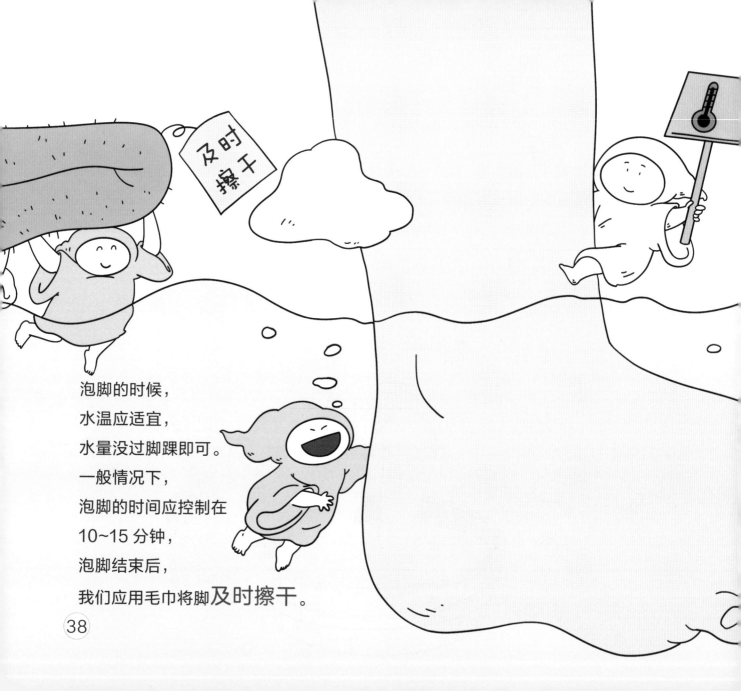

及时擦干

泡脚的时候，
水温应适宜，
水量没过脚踝即可。
一般情况下，
泡脚的时间应控制在
10~15 分钟，
泡脚结束后，
我们应用毛巾将脚及时擦干。

泡脚虽然简单，
但为避免烫伤等意外发生，
小朋友须在家长的陪同下才可进行哟。

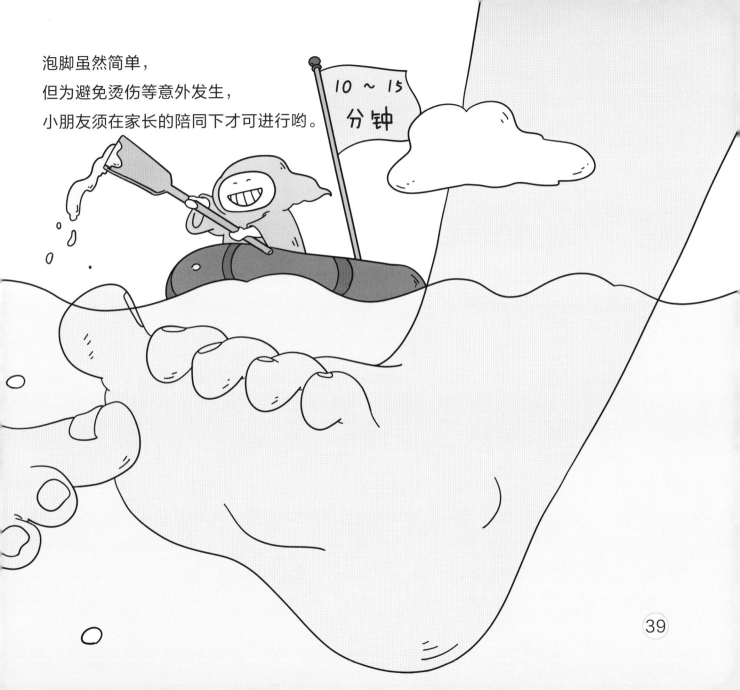

图书在版编目（CIP）数据

生命的摇篮水娃娃 / 春芽著；瓦西李，李筱甜绘. — 长沙：
湖南科学技术出版社，2023.11
（我是小中医）
ISBN 978-7-5710-2550-2

Ⅰ．①生… Ⅱ．①春… ②瓦… ③李… Ⅲ．①中国医药学－
儿童读物 Ⅳ．①R2-49

中国国家版本馆CIP数据核字(2023)第227116号

WO SHI XIAOZHONGYI
我是小中医
SHENGMING DE YAOLAN SHUI WAWA
生命的摇篮水娃娃

著　　者：春　芽
绘　　者：瓦西李　李筱甜
出 版 人：潘晓山
责任编辑：邹　莉　张叔琦
出版发行：湖南科学技术出版社
社　　址：长沙市芙蓉中路一段416号泊富国际金融中心
网　　址：http://www.hnstp.com
湖南科学技术出版社天猫旗舰店网址：
　　　　　http://hnkjcbs.tmall.com
邮购联系：0731-84375808
印　　刷：湖南省众鑫印务有限公司
　　　　　（印装质量问题请直接与本厂联系）
厂　　址：长沙县榔梨街道梨江大道20号
邮　　编：410100
版　　次：2023年11月第1版
印　　次：2023年11月第1次印刷
开　　本：889mm×600mm　1/12
印　　张：$3\frac{1}{3}$
字　　数：24千字
书　　号：ISBN 978-7-5710-2550-2
定　　价：26.00元